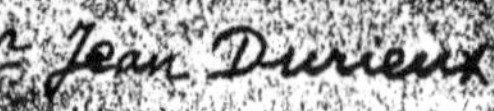
Dr Jean Durieux

ESSAI

SUR

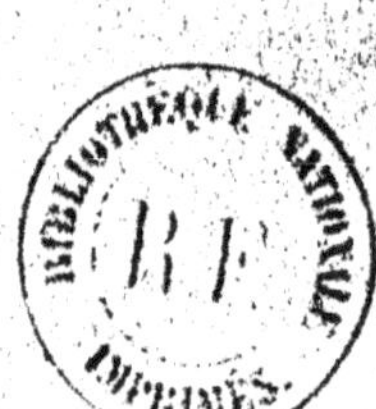

L'USAGE DES AÉROSTATS

et

SES APPLICATIONS EN MÉDECINE

PÉRIGUEUX

TYPOGRAPHIE - LITHOGRAPHIE RONTEIX

Rue Gambetta, 7

1913

ESSAI

SUR

L'USAGE DES AÉROSTATS

ET SES APPLICATIONS EN MÉDECINE

Il s'agit, en effet, des aérostats et non pas, comme on pourrait croire, des aéroplanes. Il n'est pas question d'études récentes, d'observations médicales faites hier ou aujourd'hui, d'une nouveauté en un mot ; mais d'une thèse qui fut présentée et soutenue en mars 1784 devant la très auguste Faculté de Médecine de Montpellier par un jeune docteur, presque notre compatriote, M. Louis Leulier-Duché, originaire du Dorat, dans le diocèse de Limoges. Les argumentateurs, alias membres du jury, étaient au nombre de dix, parmi lesquels figuraient des noms illustres : Imbert, Barthez, de Lamure, etc.

L'ouvrage, rédigé en latin, est intitulé exactement :

Tentamen Medicum de Aerostatum usu Medicinæ applicando.

Il fut édité par Jean-François Picot, typographe de l'Université Royale de Montpellier ; il est dédié par un admirateur passionné au « très illustre et très célèbre Joseph de Montgolfier » qui est modestement qualifié par l'auteur de : « *æternum humanitatis benefactorem* ».

On était au lendemain, ou à peu près, des premières expériences des frères Montgolfier, qui datent exactement du 5 juin 1783. On devine ce qu'avaient dû être l'admiration et l'étonnement de nos pères quand ils avaient vu planer dans la région des nuages le premier de ces météores artificiels. Depuis bien longtemps l'idée si séduisante de voguer au sein de l'océan aérien avait été caressée et étudiée par des curieux et des savants ; mais à force de se traduire par des déceptions, des tentatives insensées, des idées de l'autre monde, cette perspective avait fini par tomber au rang des chimères ridicules avec la pierre philosophale et l'élixir d'immortalité.

Or, voici que les frères Montgolfier avaient repris cette idée si merveilleuse d'ouvrir aux hommes la route des cieux et l'avaient enfin réalisée. L'enthousiasme populaire fut indescriptible à cause de l'inédit du spectacle ; celui du monde scientifique ne le fut pas moins à cause des idées toutes nouvelles que l'on avait sur la composition de l'air.

C'est que, jusqu'à ce jour, la physique et la statique des gaz avaient été à peine ébauchées, et que l'existence des fluides élastiques autres que l' « air commun » venait seulement d'être reconnue par quelques chimistes. Jusqu'à cette époque, la fameuse théorie du « phlogistique », imaginée par Stahl, avait été adoptée sans conteste par le monde savant. Selon Stahl, l'air atmosphérique était une substance élémentaire, simple, indestructible et inaltérable qu'il appelait : phlogistique. Ce phlogistique était un fluide contenu dans toutes les matières combustibles et qui s'en échappait sous l'influence d'une température élevée.

A cette conception très simpliste, Priestley, chimiste anglais, venait d'en opposer une autre à la suite de recherches personnelles publiées récemment. D'après lui, l'air de l'atmosphère n'est pas cette substance inaltérable que disait Stahl, puisque le « phlogistique » (Priestley croyait encore au phlogistique) dont il se charge par la combustion des corps, est altéré et dépravé par la respiration des animaux et différents autres procédés au point de devenir totalement incapable de servir à l'inflammation (lisez combustion) des corps, à la respiration des animaux et aux autres usages auxquels il est propre. Priestley avait reconnu l'existence de l'azote, l'avait identifié comme partie constituante de l'air atmosphérique ; mais il n'avait pas cru pouvoir aller plus loin et obtenir un air plus pur que le meilleur air commun ; il avait seulement différencié l'air en deux éléments : l'air phlogistiqué, l'air déphlogistiqué.

On sait qu'il était réservé à notre grand Lavoisier d'identifier l'oxygène et de déterminer de façon lumineuse, quelques années plus tard, la véritable composition de l'air atmosphérique en 4/5 d'azote et 1/5 d'oxygène ou air respirable.

Donc, en 1784, au moment où parut la thèse, objet de cette courte étude, on était au lendemain des recherches de Priestley, à la veille de celles de Lavoisier, et l'auteur expose en quelques paragraphes les idées régnantes sur l'air atmosphérique, qui sont les suivantes : c'est que, dans les régions basses, c'est-à-dire près de la terre, l'air se compose de deux parties d'air phlogistiqué ou air inflammable (azote) et d'une partie d'air très pur, autrement dit vital ou déphlogistiqué. — Dans l'air phlogistiqué la lumière s'éteint, les animaux meurent vite ; en revanche les végetaux s'en accommodent bien, en absorbent une partie et, sous l'influence de la lumière, émettent en place un air déphlogistiqué. — Cet « air déphlogistiqué » est particuliérement essentiel à la vie de l'homme : sous son influence le sang acquiert sa couleur rouge, la chaleur animale se trouve élevee et les animaux y vivent cinq fois plus que dans l'air ordinaire.

Cet « air déphlogistiqué » a une grande influence sur la vie et la naissance de l'homme : l'auteur cite les observations suivies pendant douze années par M. Mourgues, savant académicien de Montpellier, qui montrent que les naissances se rapportent aux mois du printemps et que les morts sont surtout pour les mois d'automne. C'est que, au printemps, l'atmosphère est plus chargée d'air déphlogistiqué que fournit la végétation des plantes, et que, pendant l'automne, leur putréfaction dégage une plus grande quantité d'air inflammable.

De plus, l' « air déphlogistiqué » exerce sur les sens « une certaine hilarité, une joie de l'esprit, qu'il crée, pour ainsi dire, une commodité du corps qui se sent mieux qu'elle ne s'exprime ». Et à l'appui de cette remarque, l'auteur cite l'observation qui lui fut communiquée par son maître en chimie, l'illustre M. Chaptal, alors professeur à Montpellier :

« M. B..., habitant Cette, était attaqué d'une phtisie déjà parvenue
» à son troisième degré, lorsque M. P..., homme très connu, imagina
» de lui faire respirer de l'air déphlogistiqué. Il en tira de la chaux
» de mercure par le moyen de l'appareil ordinaire, et en donna au
» malade qui, dès le premier instant, en ressentit quelque incom-
» modité, à cause de la trop grande dilatation des poumons, occa-
» sionnée par cet air beaucoup plus vif que celui dans lequel il était
» accoutumé de vivre ; mais à peine en eut-il respiré pendant quel-
» ques instánts qu'il se sentit renaître. — La langueur disparut pour
» faire face à la gaîté et à un bien aise qui ne peut être comparé qu'à
» la félicité parfaite, si l'on en croit à ses expressions. Il ajoutait
» que depuis qu'il avait essayé ce remède il se consolerait de mourir
» parce qu'il mourrait heureux. » — L'auteur ajoute que le premier
venu peut contrôler ces impressions de bien-être, déterminées par

la respiration de l'air déphlogistiqué, en respirant au début du printemps, à la première heure, l'air déphlogistiqué exhalé par les plantes : « Alors, dit Zimmermann, un pesant Hollandais a l'esprit si dispos et le corps si agile qu'il ressemble au Français le plus gai. »

Voilà donc des affirmations très précises sur les qualités bienfaisantes de l'air déphlogistiqué. — Mais où le trouver pur et en proportions considérables ?

Les chimistes n'ont pas encore déterminé dans quelles proportions il existe dans les diverses régions ; mais cet air étant plus léger, il est vraisemblable qu'il doit exister surtout aux altitudes élevées plutôt qu'au voisinage de la terre où les émanations des corps retiennent l'air méphitique. Par conséquent, plus on s'élèvera plus on aura de chances de rencontrer en abondance cet air déphlogistiqué ; d'autant qu'aux altitudes élevées on rencontre le froid qui est favorable à sa présence, ainsi que le prouve la combustion du bois qui se fait bien mieux par un temps sec et froid.

Et, de fait, les académiciens Bouyer et La Condamine ont établi que l'air des montagnes est particulièrement salubre et bon à la respiration, ainsi qu'ils l'ont constaté durant les six semaines qu'ils passèrent au sommet du mont Pichinca.

Ainsi s'explique cette impression singulière ressentie aux altitudes élevées, et dont témoigne ainsi Montgolfier :

« La rigueur de la saison, jointe à divers accidents, avait mis
» notre globe dans le plus mauvais état, de manière qu'il ne pou-
» vait plus porter la quantité projetée de voyageurs. Au moment du
» départ, nous proposâmes une suppression qu'ordonnerait le sort.
» Cette proposition les aigrit tous et occasionna une violente dis-
» pute, au point que plusieurs qui étaient armés menacèrent de
» se brûler la cervelle si on leur faisait violence pour les faire
» sortir de leurs places. A peine fûmes-nous à deux cents toises
» d'élévation, que je vis la joie répandue sur le visage de tous.
» Ils l'exprimaient par des cris et des propos plaisants qui ne
» discontinuèrent pas pendant tout le temps que nous fûmes en
» l'air ; et même la gaîté de l'un de nous tenait presque de la folie,
» bien qu'il paraisse sérieux plutôt que gai dans la société. Je sentis
» aussi moi-même ce penchant à la gaîté, dont je ne cherchais
» point à la vérité à me défendre. »

De son côté, le physicien Charles qui, un des premiers, monta à l'assaut de l'air, avec Robert, déclare que ce qu'il éprouva « n'était pas du plaisir, mais du bonheur ».

* *

Nous voilà documentés sur les qualités de l'air déphlogistiqué, sur la présence de cet air bienfaisant aux altitudes élevées et sur la possibilité d'atteindre facilement désormais les hautes régions de l'atmosphère. Il n'est donc plus exagéré de dire que Montgolfier peut être dès maintenant qualifié de bienfaiteur éternel de l'humanité et de *vir excelsus*, au figuré comme au réel.

Et Leulier-Duché ajoute :

« J'ai le front de soutenir cette thèse inédite devant cette illustre
» Académie qui ne dédaigne pas les nouveautés en tant que nou-
» veautés, mais seulement si elles sont vaines et inutiles. A toutes
» les époques, la médecine a su mettre à profit les découvertes,
» qu'elles fussent du domaine de la chimie ou de celui de la méca-
» nique, des mathématiques, de l'histoire naturelle, ou, à des dates
» plus récentes, de l'électricité et du magnétisme. L'application des
» aérostats à la médecine dépassera, et de beaucoup, ce qu'on
» pourrait croire à première vue. On le montrera au cours de ce
» travail. »

D'autant qu'aux avantages dus au changement d'air, les aérostats ajoutent deux autres qualités : le mouvement et le froid. Le mouvement modéré fortifie le corps, augmente la circulation des fluides, active les sécrétions et excrétions, refait les forces (surtout digestives), ce que Hippocrate *(dirus senex)* exprime ainsi : « Celui qui mange, s'il ne travaille pas, ne peut pas devenir vieux », et que confirme Avicenne : « Celui qui sait user en temps voulu de l'exercice et du travail peut se dispenser des médecins et des remèdes. » Quant au froid, il paraît produire deux effets dans l'économie humaine : celui de raffermir la peau, de diminuer le diamètre des pores, d'attirer vers l'intérieur une partie de la transpiration, de repousser le sang vers le cœur en resserrant les petits vaisseaux de la peau, et celui d'exciter le principe vital en augmentant les forces, en diminuant la sensibilité, en rendant par suite le corps plus agile, plus énergique, plus robuste, permettant ainsi d'atteindre un âge plus avancé.

Dès lors, on pourra traiter par l'usage des aérostats tous les cas morbides où la sensibilité est exagérée et ceux où les forces manquent :

Les *fièvres intermittentes*, qui se montrent surtout à l'automne, alors que l'air est plus impur et plus chargé de gaz méphitiques, maladies que l'on traite par les fortifiants ;

Les *fièvres lentes nerveuses*, que l'on observe surtout par temps humides et air vicié ;

Les *fièvres pestilentielles*, qui résultent de la chaleur humide et des émanations excrémentielles des corps. L'usage des aérostats y sera particulièrement indiqué, puisque le grand remède est la pureté de l'air ;

La *fièvre hystérique*, qui atteint les femmes et les gens cultivés, qu'elle tue par épuisement, après 30 ou 40 jours, si on n'use pas des fortifiants ;

L'*ictère*, car la bile étant huileuse a grande affinité avec l'air déphlogistiqué ; mélangée à cet air, elle s'écoule plus facilement dans l'intestin ;

Le *rachitisme*, dû à une conformation défectueuse de l'os produite par la faiblesse et que l'on traite par tous les moyens fortifiants : bains froids, quinquina, bains d'air printannier ;

L'*hydropisie*, que le froid de l'aérostat combattra avantageusement en resserrant les pores de la peau et, par suite, en empêchant l'absorption des liquides qui paraît être la cause principale des hydropisies, ainsi que le montrent les bons effets des frictions huileuses ;

Le *scorbut*, qui est une maladie fréquemment provoquée par les putréfactions et l'inflammation. L'usage des aérostats donnera le traitement tonique et stimulant si nécessaire dans cette maladie.

De même, les effets antispasmodiques et toniques des aérostats seront utilisés avantageusement dans :

L'*affection hystérique*, où la trop grande sensibilité détermine une irritabilité extrême qui provoque des convulsions ;

La *chlorose*, qui a pour symptôme une débilité générale déterminée par les aliments huileux acides, par l'air humide et le manque d'appétit ;

Les *mélancolies*, surtout la mélancolie anglaise ou dégoût de la vie. Les effets bienfaisants de l'air déphlogistiqué se manifesteront dans ces cas sur le moral comme sur le physique ;

Les *plaies indolentes*, où la faiblesse du malade, sa tristesse, résultant d'un traitement trop long, annihilent et contrarient l'action de la *natura medicatrix*.

Après l'auteur, et comme lui, je puis m'excuser d'avoir aussi longuement détaillé les effets bienfaisants de l'air déphlogistiqué et, par suite, ceux des aérostats... Mais il m'est apparu que mes confrères auraient à me lire un peu du plaisir que j'ai eu à traduire le travail de notre ancien. Je laisse à d'autres confrères, mieux placés auprès des aviateurs modernes et de leurs champs d'expériences, le soin de nous rapporter quelque jour les éléments d'un nouveau chapitre de thérapeutique par l'usage des aéroplanes...

Et malgré les apparences inédites d'un pareil travail, on aura l'impression que ce n'est pas tout à fait du nouveau : *nil novi sub sole !*

Dr Jean DURIEUX (de Thiviers).

www.ingramcontent.com/pod-product-compliance
Lightning Source LLC
LaVergne TN
LVHW010253210726
843508LV00019B/1293